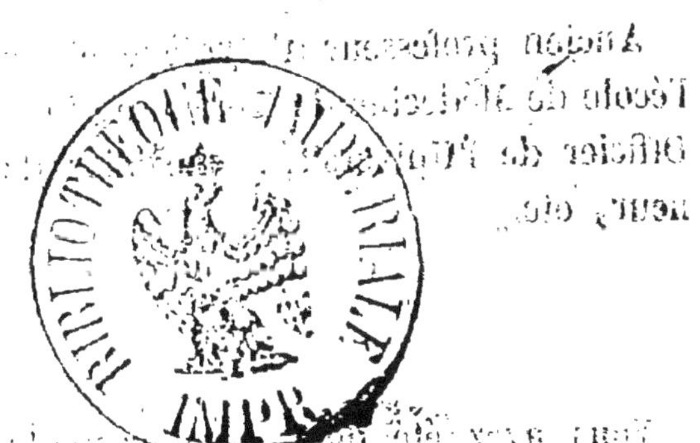

COURS

D'HYGIÈNE POPULAIRE.

1861

A Monsieur Hippolyte COMBES,

Ancien professeur d'Hygiène et de Médecine légale à l'école de Médecine de Toulouse, Inspecteur d'Académie, Officier de l'Université, Chevalier de la Légion-d'Honneur, etc.,

Vous avez été mon premier maître dans cette belle science de l'Hygiène, que j'essaye d'expliquer aujourd'hui à mes concitoyens' veuillez me permettre de vous en témoigner publiquement ma reconnaissauce.

Louis PAILLÉ.

COURS
D'HYGIÈNE POPULAIRE,

PAR M. LOUIS PAILLÉ, D.-M.

LEÇON D'OUVERTURE.

MESSIEURS,

Vous avez assisté, il y a huit jours, à une séance qui a dû éveiller dans vos cœurs de bien vives émotions.

M. le Maire inaugurait les cours de l'école professionnelle.

M. le Sous-Préfet avait bien voulu par sa présence, donner à cette cérémonie, toute la solennité qu'elle méritait.

Le concours de la municipalité, d'un grand nombre de personnes remarquables par l'intelligence et le cœur, témoignait de l'intérêt profond que la réalisation de ce projet inspirait.

Pour tous, cette initiative prise par le premier magistrat de notre cité avait un but utile, et cette conviction, faisait naître dans les cœurs des sentiments de reconnaissance.

Cette conviction, ces sentiments de gratitude, je les ressens moi-même bien plus vivement aujourd'hui, que je suis appelé à prendre la parole devant vous pour la première fois. Mais comment les traduire convenablement; comment surtout le faire sans blesser la modestie de celui à qui ils s'adressent.

Permettez-moi, Messieurs, de vous dire rapidement, où, quand et par qui, furent fondés pour la première fois, ces cours que M. le Maire vient de rétablir au milieu de vous.

Accroître à vos yeux la considération d'une école dont il a été un des membres distingués, n'est-ce pas le louer de la manière la plus digne et lui faire éprouver la plus grande jouissance, pour un cœur noble et une âme généreuse?

Nous sommes en 1830. — Le peuple de Paris s'est soulevé. — La première école de France, en disant de France, Messieurs, je prétends dire du monde entier, la première école de France, dis-je, s'élance en corps sur les barricades et électrise les combattants par son ardeur, son courage et son intrépidité. — Après la secousse politique, ces jeunes gens qui avaient en grande partie imprimé et dirigé le mouvement, comprirent qu'il y avait quelque chose de plus important à obtenir que la conquête de quelques libertés. — Ils comprirent qu'il y avait une belle mission et que cette mission consistait à s'efforcer de conduire l'homme à la connaissance de ce qui est sérieux, utile et bon.

Dès-lors, ces jeunes gens se réunirent pour marcher ensemble vers un but commun; l'amélioration morale, intellectuelle et physique des classes ouvrières.

C'est de ce moment, en effet, que date la fondation de l'*Association polytechnique*, appelée ainsi, parce qu'elle fut créée par près de 300 élèves, soit anciens soit nouveaux de cette école.

Son but consistait à enseigner à des ouvriers rangés, laborieux, désireux de s'instruire, les premiers éléments d'arithmétique, de physique, de chant, et remarquez-le bien, Messieurs, *quelques notions d'hygiène*.

Humble dans ses commencements, cette association prit bientôt un brillant essor; le gouvernement d'ailleur reconnut toute son importance et l'environna d'une sollicitude aussi bienveillante qu'efficace.

Cette association existe encore. — Dimanche dernier, vous le voyez, je parle de quelques jours à peine, une foule immense se pressait dans le Cirque Impérial Napoléon, à Paris. M. Rouland, ministre de l'instruction publique et des cultes, présidait cette séance, destinée à distribuer à des ouvriers sages et honnêtes, les récompenses auxquelles ils avaient droit par leur assiduité aux cours.

Je ne puis résister au plaisir de répéter devant vous, les paroles suivantes de M. le ministre : « La vraie démocratie, a-t-il dit, » est celle qui multiplie sans relâche les mo- » yens d'instruction réclamés par les classes » laborieuses, afin de perfectionner le fruit de » leurs travaux par l'extension de leurs con- » naissances.....

» Quelles que soient les différences d'ori- » gine, de conditions, de but, qui tiennent au- » tant aux hasards de la vie qu'aux respon- » sabilités individuelles, nous venons tous, mûs » par les inspirations de la conscience, aider » ceux qui travaillent et servir ainsi le pays.

» Nous ne sommes ni des patriciens ni des » prolétaires, mais, citoyens d'une même » nation, enfants d'un même Dieu, serviteur » d'une même loi, nous venons pratiquer la » grande maxime chrétienne : *secourez-vous* » *les uns les autres.* »

M. Perdonnet, un des premiers présidents de l'association, a pris ensuite la parole. Il a fait appel à tous les dévouements, en les invitant à seconder les nouveaux efforts que va tenter l'association polytechnique, pour étendre jusque dans les départements ses utiles conférences.

M. le Maire a devancé cet appel. — Qu'y a-t-il d'étonnant? n'est-il pas sorti de la même école que cette phalange de jeunes gens, qui ont eu l'honneur insigne d'être les promoteurs d'une œuvre destinée à être une des gloires de notre époque?

En effet, Messieurs, la diffusion, la vulgarisation de la science, est le fait capital caractérisant essentiellement le 19me siècle. Jamais on n'avait vu un tel besoin d'instruction.

A quoi donc attribuer cette activité réellement prodigieuse de l'esprit humain?

Est-ce seulement au besoin du mouvement, à une avidité, à une ambition effrenée?

Toutes ces misérables passions humaines y contribuent sans doute. Mais en dehors et au-dessus d'elles il y a une volonté irrésistible et éternelle. Cette volonté est celle de Dieu même qui a dit à l'homme: Va, marche et progresse!

Je viens, Messieurs, dans la petite mesure de mes forces et de mes moyens, contribuer à cette diffusion, à cette vulgarisation de la science, et travailler aussi à accélérer le mouvement vers le perfectionnement social. Je comprends toute ma faiblesse surtout en présence de la grandeur de cette mission. Puissé-je pour seul prix de mes efforts l'accomplir avec intelligence et sagesse.

On a comparé, Messieurs, tous les arts, toutes les sciences aux anneaux nombreux d'une chaîne, anneaux reliés et solidaires entre eux. La comparaison est juste. Toutefois, si on les envisage au point de vue de leur utilité, on reste bientôt convaincu qu'elles sont toutes subordonnées à une seule: la science de l'hygiène, ou la science de la santé.

En effet, vivre, conserver la santé, n'est-il pas l'objet médiat ou immédiat, apparent ou caché de tous les efforts de l'homme, de toutes les sciences, de tous les arts, de tous les travaux, de toutes les industries ?

Les sciences n'auraient-elles pas pour fin une stérile curiosité, sans leurs applications utiles pour la santé de l'homme? — Les arts de luxe rendant la vie plus agréable et plus commode, les industries, les arts mécaniques, concourent au même résultat.

Oui, Messieurs, l'architecte qui élève des palais, le maçon qui construit au pauvre une misérable masure insuffisante souvent pour le mettre à l'abri des intempéries des saisons ; les ouvriers sans nombre qui nous habillent et qui nous chaussent ; les négociants qui mettent à contributions toutes les parties du monde, tous ne travaillent en dernière analyse que pour l'entretien de la vie et de la santé.

Vous le voyez, l'instinct de la conservation dirige tous les actes de la vie individuelle.

Il serait facile de prouver que cet instinct est encore le mobile des sociétés.

Les hommes chargés des destinées des peuples l'ont parfaitement compris, aussi les voyons-nous instituer des règles hygiéniques propres à améliorer le sort de leurs semblables et à sauvegarder leur santé.

Les lotions, les ablutions, l'abstinence de certaines viandes, la privation de certaines boissons, la séquestration des lépreux, la défense d'épouser ses proches pour croiser les races et détruire ainsi les maladies héréditaires, sont-elles autre chose que des règles hygiéniques jugées nécessaires à certains peuples par leurs législateurs.

Ces préceptes leur parurent même d'une si haute importance, que non seulement ils les érigèrent en lois, mais qu'ils crurent devoir faire intervenir l'autorité sacrée de la religion pour les faire observer avec rigueur.

Moïse les reçoit au milieu des foudres et des éclairs du Sinaï et parvient à créer une nation dont les descendants forment une race vivace après avoir été broyée par vingt siècles. — Lycurgue les institue au nom sacré de la patrie et donne à Sparte des soldats vertueux et invincibles. — Une nymphe les dicte mystérieusement à Numa, et le peuple romain conquiert le monde.

L'étude de l'histoire donne la conviction de cette vérité à savoir : Que toutes les fois que les peuples ont méconnu ou seulement négligé les lois de l'hygiène, cette négligence a eu pour eux de très fâcheux résultats.

Prenons pour exemple le moyen-âge. —

A cette époque tourmentée par les douleurs de l'enfantement des diverses nationalités, les gouvernements ne purent se préoccuper de faire observer les règles de l'hygiène. — Aussi voyons-nous des épidémies épouvantables décimer des populations entières.

N'allons pas chercher loin ces épreuves; prenons-les dans l'histoire du pays Castrais, cette histoire a été savamment et éloquemment racontée. — Nous y voyons que notre cité a été ravagée par des pestes nombreuses. — Pouvait-il en être autrement? partout des rues étroites, obscures, humides où le soleil ne pénétrait jamais, partout de l'eau infecte et croupissante. — Les cimetières autour des églises, dans chaque église des souterrains remplis de cadavres. — Un hôpital exigu où l'on entassait jusqu'à quatre malades dans le même lit; des vivants passant des nuits entières à côté des morts; est-il étonnant qu'avec un tel état de choses des maladies pestilentielles aient ravagé notre pays?

Mais à mesure que les gouvernements se préoccupent du bien-être des peuples, — dans les villes, les maisons s'écartent, les rues s'élargissent et donnent passage à l'air et à la lumière; on plante des arbres partout où l'on peut, sur les quais, sur les boulevards, dans les carrefours, — toutes ces innovations sont opérées afin de suivre les conseils d'une bonne hygiène. — Depuis lors, les maladies épidémiques sont de plus en plus rares et les grands fléaux qui viennent à paraître parmi nous ont pris naissance sur les bords du Nil où les rives lointaines de l'Indoustan.

Vous le voyez, Messieurs, cette mission de l'hygiène en tant que conductrice des peuples est réellement magnifique. — Aussi entre-t-elle de plus en plus dans les habitudes du gouvernement. Ajoutons qu'en France elle tend tous les jours à jouer un rôle plus important. — Il n'est pas un seul arrondissement qui ne soit doté d'un conseil, de salnbrité, chargé de veiller à la santé, d'une population considérée en masse. Ce conseil véritable municipalité de la santé est relié à des conseils départementaux et à un comité central siégeant à Paris.

Nous nous occuperons souvent de cette hygiène qu'on peut appeler sociale et qui embrasse une population dans ses mœurs, ses usages, ses lois et ses institutions.

Mais à part celle-là, il en est une seconde s'adressant à l'homme individu et qu'on a appelée pour cette raison hygiène *privée*. — Elle ne diffère de la première que par l'échelle de ses applications mais elle n'est ni moins utile, ni moins importante, ni moins indispensable.

L'homme, individu en effet, ne forme-t-il pas par son agglomération la population, la nation, l'humanité tout entière?

Rien de plus variable, Messieurs, que la vie de l'homme ; c'est du calme et de la fièvre, c'est du plaisir ou de la peine, mais ce n'est jamais l'immobilité. — On a comparé l'instrument humain à la harpe Eolienne qui rendait des sons proportionnés au souffle dont elle recevait l'action. — Cette image est parfaitement juste — Modifié, entouré, pénétré des milles influences par lesquelles il vit, mais aussi par lesquelles il meurt, il doit sans cesse réagir ou lutter contre elles.

Diriger cette réaction, déterminer les vrais besoins de l'homme, enseigner dans quelle mesure ils doivent être satisfaits, tel est le but de l'hygiène privée.

Comprenez-vous déjà, Messieurs, de quelle importance doit-être pour l'homme, l'étude d'une science qui lui apprend à règler ses besoins et le prévient des dangers, de manière à le préserver le plus possible des maladies.

D'une science qui lui enseigne à conserver la santé, ce bien si indispensable pour le bonheur, mais si précieux surtout pour l'ouvrier, parce que pour lui la santé c'est le travail, c'est-à-dire l'aisance, la joie, le bonheur ; tandis que la maladie c'est le chômage, c'est-à-dire la faim et la misère avec toutes ses horribles conséquences.

En vous parlant de l'indispensable nécessité de répandre le plus possible les règles de l'hygiène, je me rappelle que je suis dans un établissement d'instruction publique. On s'occupe beaucoup dans notre siècle de l'éducation à donner à la jeunesse, j'espère qu'on ne tardera guère à établir dans les colléges des cours d'hygiène. N'est-il pas important d'habituer de bonne heure les enfants et les jeunes gens à éviter les causes si multipliées de maladies? — Que de jeunes gens ne périraient point victimes de leur ignorance, s'ils étaient pénétrés des règles les plus naturelles, des notions les plus simples de cette science!...

Vous le voyez, elle est encore bien belle cette mission de l'hygiène privée, puisqu'elle comprend l'homme dans toute sa beauté, sa grandeur, ses imperfections, sa faiblesse, en un mot, dans toute sa réalité.

Ces quelques considérations générales vous prouvent que les efforts, les travaux, les agitations de l'homme n'ont en définitive qu'un but final, la conservation de la vie et de la santé. De plus, que l'hygiène, science sociale et réellement philanthropique, mérite au plus haut point de fixer votre attention, d'éveiller en vous le désir ardent de la connaître et de vous faire prendre enfin la ferme résolution d'écouter ses conseils et ses préceptes.

Me voici arrivé, Messieurs, aux trois questions que je me suis posé pour programme de ma première leçon.

Ces questions sont les suivantes :

Qu'est-ce qu'un cours d'hygiène populaire?

Pourquoi fait-on un cours d'hygiène populaire?

Comment doit-on faire un cours d'hygiène populaire?

Dans un cours d'hygiène populaire, il s'agit d'éclairer particulièrement cette partie de la société, qui vit de son travail, sur une foule de questions la plupart du temps complètement ignorées, questions concernant leur bien-être physique et celui de leur famille.

Dans ce but, on doit élucider les problèmes relatifs aux influences que les modificateurs externes exercent sur le corps d'une manière lente ou instantanée; indiquer, pour les faire éviter, les causes de destruction qui nous entourent; expliquer et régler l'action du froid et de la chaleur; apprendre comment doivent être modifiés, dans certains cas, les vêtements que l'usage ou la mode n'imposent pas toujours de la manière la plus rationnelle; enseigner quelles règles doivent présider à l'alimentation, au double point de vue de la quantité et de la qualité.

D'autre part, on doit se préoccuper des travaux si divers des populations ouvrières; faire connaître les meilleures conditions de salubrité pour les habitations (construction, exposition des maisons, chauffage, éclairage, ventilation des appartements).

Signaler la distinction à établir entre les besoins naturels et les besoins factices; tenir compte des premiers qu'on peut et qu'on doit satisfaire, à l'encontre des seconds qu'il importe de repousser comme onéreux, inutiles, ou même dangereux.

Déterminer, enfin, l'action harmonique des mouvements de l'âme et des fonctions du corps.

Un cours d'hygiène populaire doit encore comprendre de toute nécessité : les notions relatives aux secours à porter dans les accidents graves, exigeant des mesures très-promptes, et à la conduite qu'il faut tenir auprès des malades lorsqu'il est impossible d'avoir un médecin.

N'allez pas croire, messieurs, que je veuille dire par-là qu'on doit engager les ouvriers et les gens du monde à se traiter eux-mêmes. Ce serait un conseil téméraire et souvent pernicieux. J'entends qu'un cours semblable doit passer en revue tous les accidents graves qui peuvent avoir lieu d'une manière inopinée, compromettre la vie immédiatement (asphyxies, empoisonnements, plaies avec grande perte de sang, etc.), et exposer le plus clairement possible les mesures propres à conjurer le danger jusqu'à l'arrivée d'un homme de l'art.

Pour le cas où une maladie se déclare dans des circonstances telles qu'il est impossible de se procurer les secours d'un médecin, donner les préceptes généraux qui doivent servir de guide et faire éviter les pratiques irrationnelles.

S'il est vrai de dire que rien n'est aussi commun que les erreurs et les préjugés, je ne crains pas d'être démenti en affirmant qu'ils sont surtout nombreux relativement à ce qui a trait à la santé.

Un cours d'hygiène populaire doit donc combattre ces préjugés, en rechercher l'origine, en démontrer l'absurdité; repousser les pratiques superstitieuses comme inutiles, dangereuses, souvent immorales; détruire toutes ces erreurs, dont la seule énumération serait excessivement longue, et qui, soit en décimant l'enfance, soit en compromettant le développement naturel de l'adolescent, soit en torturant l'homme à toutes les époques de son existence, sont des causes permanentes de destruction.

Cette partie de ma tâche, je le comprends, sera difficile. Les populations ne se montrentelles pas, en effet, d'un scepticisme extrême dès qu'il s'agit de remplacer une routine par une pratique plus rationnelle et plus conforme à la saine expérience?

En résumé, selon nous, un cours d'hygiène populaire doit consister à vulgariser le plus possible les conseils relatifs à la conservation de la santé, en enseignant quelles sont les influences salutaires et les influences nuisibles auxquelles l'homme est continuellement et fatalement soumis; à répandre dans les masses les connaissances indispensables pour porter secours en cas d'accidents graves et subits; à remplacer enfin les préjugés désastreux pour la santé par des idées bonnes et utiles.

Nous allons maintenant répondre à la question :

Pourquoi fait-on un cours d'hygiène populaire?

L'étude de l'histoire nous prouve que les hommes chargés de la conduite des nations anciennes, avaient compris l'indispensable nécessité de donner à leurs peuples de bons préceptes hygiéniques. Prophètes comme Moïse, ou législateurs comme Lycurgue, les imposant au nom de la divinité ou au nom de l'Etat, leurs prescriptions devinrent un véritable code de discipline sanitaire, s'étendant jusqu'aux détails de la vie domestique et s'introduisirent dans les habitudes et dans les mœurs.

2.

Les peuples étaient d'ailleurs, alors, en lutte continuelle. La vigueur du corps, la force brutale, se présentaient comme une condition indispensable à leur existence. Il fallait vaincre, tenir son ennemi sous le joug, lui faire sentir incessamment sa suprématie ou être asservi à son tour. Pas d'autre alternative.

Aujourd'hui, Messieurs, avec une organisation politique bien différente, l'intervention directe du législateur ou du gouvernement dans la conduite hygiénique privée offre un tout autre caractère et est encore plus fréquente. Citons quelques exemples.

La loi de 1841 sur le travail des enfants dans les manufactures, mal exécutée d'abord, n'est-elle pas rigoureusement appliquée aujourd'hui dans notre ville industrielle, grâce au zèle et au dévouement éclairé de l'autorité supérieure? Ne sait-on pas, qu'il existe des lois fixant le minimum d'âge pour le mariage? N'avez-vous pas entendu parler de réglements relatifs à la voierie, à l'assainissement des villes, à l'édification des hospices, des crèches, des salles d'asile et de tant d'établissements qui remplacent avec avantage, disons-le, les thermes ou les palestres des peuples antiques?

Mon enseignement devra vous faire bien comprendre le but et la portée de toutes ces dispositions administratives ou législatives. Sous un autre rapport, cependant, ma mission aura encore son utilité. En effet, il est une foule de prescriptions hygiéniques que le pouvoir ne peut réglementer et que je dois, sous forme de conseil, vous engager à suivre, parce que c'est de vous seuls, de votre libre arbitre, que dépend leur exécution.

Je vous les indiquerai, en embrassant en quelque sorte, votre vie quotidienne et les différents actes qui s'y rattachent, votre veille, votre sommeil, les soins donnés à vos enfants, à vos logements, à vos ateliers, à vos instruments de labeur, etc.

Nous sommes dans une ville où les sociétés de secours mutuels, destinées à venir en aide à l'ouvrier et à lui ménager des soins pendant la maladie, sont nombreuses, parfaitement organisées et produisent le plus grand bien. Ce n'est pas moi qui révoquerai en doute leur utilité, leur but philanthropique! Ne suis-je pas appelé tous les jours, par ma profession, à admirer combien est grande leur puissance pour sécher les larmes, faire disparaître les craintes, adoucir les douleurs? Eh bien, je n'hésite pas à affirmer que le but poursuivi par un cours d'hygiène populaire est analogue et peut-être plus profitable. En effet, quel est celui d'entre vous, Messieurs, qui révoquerait en doute qu'il est plus utile de prévenir le mal que de chercher à le combattre lorsqu'il s'est déclaré?

Ce qui doit étonner d'après le simple énoncé de cet axiôme : la santé est le premier élément de la grande question du bonheur des hommes sur la terre; c'est que la plupart du temps, un homme ayant même reçu une éducation appelée complète, ignore les plus simples notions relatives à cette science. Il possédera des connaissances assez exactes sur la physique et la chimie, et ne se doutera pas du rôle des modificateurs externes sur son économie; il connaîtra la distance de la terre au soleil, le diamètre de cet astre, et ignorera souvent quelles sont les conditions normales de ses fonctions.

Lafontaine dit à l'astrologue :

Pauvre bête,
Tandis qu'à peine à tes pieds tu peux voir,
Penses-tu lire au-dessus de ta tête ?

Ne serait-on pas en droit de dire à l'homme dont nous venons de parler, et en modifiant un peu les vers de Lafontaine :

Pauvre bête,
Tandis que dans ton corps tu peux à peine voir,
Pourquoi chercher à lire au-dessus de ta tête ?

Un cours d'hygiène populaire comblera cette lacune de l'éducation moderne qui, pour être complète, doit consister à donner au corps la force qui lui est nécessaire tout en imprimant à l'intelligence la vigueur dont elle est susceptible, à l'âme la perfection qu'elle réclame.

On n'avait garde de l'oublier dans ce temps où les élèves étudiaient tantôt assis, tantôt debout, tantôt à la campagne, tantôt à l'amphithéâtre, et, où un tyran pour mettre un peuple dans l'impuissance de secouer ses chaînes, ordonnait que la jeunesse usât de parfums et de vêtements luxueux !

Il ne me reste plus, Messieurs, qu'à examiner la troisième question :

Comment doit-on faire un cours d'hygiène populaire ?

L'hygiène considérée scientifiquement apparaît comme une vaste science, comme un immense ensemble de connaissances dont toutes les parties sont intimement unies, et qui trouve partout et à tout moment des occasions de se rendre utile dans l'application.

Elle suppose la connaissance préalable de l'homme et celle de ses modificateurs, c'est-à-dire, nous-même et tout ce qui n'est pas nous. Le cadre seul du sujet donne réellement le vertige.

C'est bien ainsi que doit être envisagé tout cours d'hygiène. Néanmoins, je n'oublierai jamais combien il importe que je reste consnamment à la portée de mon auditoire. J'ose espérer que j'atteindrai ce résultat en négligeant la spéculation pour la pratique; en dédaignant les explications uniquement théoriques et scientifiques; en n'abordant que des problèmes qui n'exigent pas des études spéciales, en me servant des termes journellement exprimés et compris; en rendant, en un mot, la science populaire comme l'auditoire qui doit profiter de cet enseignement.

Oui, j'en suis convaincu, il me sera possible si non facile, de rendre l'hygiène palpable et de la *compiler*, suivant l'expression de Montaigne, en certaines images qui lui donnent ce caractère.

Je me conformerai ainsi au conseil d'un philosophe célèbre : « Maître, disait-il, peu de » discours mais apprenez à choisir les temps, » les lieux, les personnes, puis donnez toutes » vos leçons en exemples, et soyez sûr de » leur effet. »

Les moyens que j'aurai à vous faire connaître ne seront ni rares ni merveilleux. Il vous arrivera souvent de vous écrier, mais nous savions cela ! A cette exclamation, je vous dirai, comme on l'a fait dernièrement dans un cours semblable à celui-ci :

L'Oracle d'Esculape répondit à la déesse Iréne, qui prétendait aussi connaître tous les secrets que lui proposait le Dieu de la médecine. *Si vous les connaissez, que n'en usez-vous donc ;*

MESSIEURS,

Si j'ai été assez heureux pour faire passer dans votre esprit la conviction qui est dans le mien, vous vous retirerez ce soir pénétrés de l'indispensable nécessité d'étudier cette belle science de l'hygiène.

Vous en apprécierez le caractère et l'importance, en vous rappelant qu'elle saisit l'homme dans son germe, l'assiste, le surveille, le protège dans les crises de sa puberté, le conseille à l'âge adulte, le soutient et le console dans sa vieillesse.

En vous rappelant encore que si vous l'accueillez avec négligence, indifférence, mépris, vous vous exposez aux soupirs, aux chagrins, aux souffrances atroces, à la mort prématurée.

Permettez-moi, Messieurs, d'écourter un peu cette première séance; je ne veux pas en abusant de votre bienveillante attention, m'exposer à le faire au détriment de cet enseignement.

J'ajouterai toutefois : notre ville a pour emblème une magnique devise : *Debout !* On est debout quand on est fort. On est debout pour agir. On est debout pour marcher en avant. On est debout pour combattre et pour vaincre !

C'est ainsi qu'étaient nos pères, les témoignages irrécusables de l'histoire l'affirment. Comme eux soyons toujours *debout,* pour d'autres conquêtes plus pacifiques mais non moins profitables :

Pour apprendre à bien vivre au point de vue de l'Intérêt social, comme au point de vue de l'intérêt individuel; pour acquérir la véritable santé physique, intellectuelle et morale, et par là, devenir plus capables de rendre des services, à cette société française qui accorde une tendresse privilégiée aux classes ouvrières.

L'hygiène, vous en serez bientôt convaincus, Messieurs, facilite par ses attributions cet heureux résultat; et, à ce titre, on a raison de dire qu'elle est moins une *science* qu'une *vertu !*

Castres, Impr. de Veuve Grillon.

BIBLIOTHEQUE NATIONALE DE FRANCE
3 7531 03987456 6

www.ingramcontent.com/pod-product-compliance
Ingram Content Group UK Ltd.
Pitfield, Milton Keynes, MK11 3LW, UK
UKHW012307240726
13966UKWH00004B/1699